SO HIELT DER KREBS EINZUG IN UNSER LEBEN

SO HIELT DER KREBS EINZUG IN UNSER LEBEN

BY

MARTINA BENTRUP

Impressum:

So hielt der Krebs Einzug in unser Leben
Martina Bentrup

Texte: © Copyright by Martina Bentrup
Umschlaggestaltung: © Copyright flamescreations

Martina Bentrup
Falkenweg 30
67575 Eich
gabrielebentrup@gmail.com

Paperback ISBN: 978-3-9824814-0-1
Ebook ISBN: 978-3-9824814-1-8

VORWORT

Wie die Krankheit Krebs nach 14 Ehejahren alles auf den Kopf gestellt hat und alle Wunschträume für den bevorstehenden Ruhestand zerstörten.

Martina Bentrup schildert den tagtäglichen Kampf gegen den Krebs ihres Mannes, der sie oftmals ans Ende ihrer Kräfte brachte. Sie beschließt, das letzte Lebensjahr ihres Mannes, als ausführliches Tagebuch aufzuschreiben, um diese berührende Leidensgeschichte und die vielen Höhen und Tiefen in dieser Zeit verarbeiten zu können.

Ein Jahr von der Diagnose Krebs bis zum letzten Atemzug, immer in der Hoffnung, den Krebs doch noch irgendwie besiegen zu können und dagegen anzukämpfen. Man lebt ständig in der Ungewissheit, wie es nun weitergehen soll und befindet sich in einem Wechselbad der Gefühle und Angstzustände. Beide versuchen unter diesen psychischen Belastungen, das Beste aus dieser Zeit zu machen. Ein unermüdlicher Kampf gegen die Krankheit, der dann am Ende nicht gewonnen werden konnte.

SO HIELT DER KREBS EINZUG IN UNSER LEBEN!

Hallo ihr Lieben! Ich bin Martina, bin 57 Jahre alt und verheiratet mit Robert. Im März 2021 wurde Robert nun 63 Jahre alt und er hätte noch die nächsten 3 Jahre arbeiten müssen, um in Rente gehen zu können.

Wir haben uns im Jahr 2005 kennengelernt und im folgenden Jahr wollten wir schon zusammenziehen. Daher kauften wir uns ein kleines Häuschen an einem See und da wir beide berufstätig waren, konnten wir es uns auch leisten. Im Sommer nach der Arbeit freuten wir uns, wenn wir im See schwimmen gehen konnten. Genauso war es uns möglich, hin und wieder einfach mit dem Boot über den See zu fahren.

Wir gingen mit Freunden weg oder blieben auch mal gerne zuhause. Wir konnten mehrere Male im Jahr in den Urlaub fahren oder fuhren einfach mit dem Motorrad übers Wochenende weg.

Unser Wunsch und Ziel war es, darauf hin zu arbeiten, sodass wir in der kommenden Rentenzeit weiterhin unser Leben genießen und in der kalten Jahreszeit einfach Deutschland verlassen konnten. Daher wollten wir den Winter hauptsächlich in südlichen Ländern verbringen.

Ich denke heute oft darüber nach, dass wir eigentlich sehr viel gearbeitet haben, um uns überhaupt diesen Lebensstil leisten zu können. Wir hätten eigentlich schon viel früher dem Arbeitsleben den Rücken kehren sollen, denn man weiß nie, was die Zukunft noch so bringt.

Als es in unserem Freundeskreis bereits einige Schicksalsschläge gab, hat man dann auf einmal ganz anders darüber nachgedacht und kam zu dem Entschluss, dass man sein Leben so leben sollte, als wäre jeder Tag der Letzte!

Und jetzt? Im Jahr 2021 und mitten in der Corona-Pandemie und den vielen Lockdowns hat nun das Schicksal auch bei uns zugeschlagen. Auf einmal änderte sich unser Leben nochmal schlagartig von einem zum anderen Tag.

Es fing alles an mit tagelangen Kopfschmerzen, die um die 3 Wochen anhielten. Danach folgten Zahnschmerzen. Robert ging gleich nach der Arbeit zum Zahnarzt und bekam auch sofort den Zahn gezogen. Der Zahn war vereitert und obwohl er endlich draußen war, blieben die Zahn- und Kopfschmerzen.

Die Kopfschmerzen waren weiterhin der tägliche Begleiter, durch die Robert dann auch am 01.04. seine Arbeit frühzeitig abbrechen musste, um zum Arzt zu gehen. Der Arzt hatte ihn daraufhin untersucht und aufgrund seiner Atemnot, die er zwischenzeitlich dazubekommen hatte, wurde ihm Blut abgenommen und er wurde ab 06.04. arbeitsunfähig geschrieben.

Der Arzt hatte an diesem Tag bereits das Blutbild erhalten und aufgrund seiner Atemnot einen Anfangsverdacht, was ihn veranlasste, Robert gleich zum Röntgen zu schicken. Am 07.04. wurde ein Thorax-CT in der Radiologie durchgeführt. Es zeigte sich laut fachlicher Bezeichnung des Arztes, ein Prozess im Mediastinum mit Fortsetzung entlang des linken Oberlappenbündels unter Ummantelung der Segmentarterien, die Ausdehnung beträgt in axialer Schnittführung 5 cm sowie großer Lymphknoten 10x10 mm. Ich hatte keine Ahnung, was das genau bedeutete, aber eine Vermutung.

Am nächsten Tag, als Robert mit den Unterlagen vom Radiologen zum Hausarzt ging, hatten wir sie! **Die Diagnose „KREBS".** Man wünschte Robert alles Gute auf seinem zukünftig schweren Weg, der auf ihn zukommen würde und empfahl uns, nicht nach Krebs im Internet zu stöbern. Nachdem wir Zuhause angekommen waren, brach für uns beide eine Welt zusammen.

Wir lagen uns in den Armen und weinten. Freunde von uns trösteten uns damit, dass wir erst mal abwarten sollten, was die Lungenfachklinik dazu sagt und welche Diagnose hier erstellt werden würde.

Trotz der Warnung konnte ich es mir nicht verkneifen, das Internet nach Informationen zu durchsuchen. Ich war nur noch am Lesen und habe mir auch verschiedene Vorträge angeschaut. Dadurch stieß ich auch auf Chlordioxid. Ich kaufte ein Buch darüber und sammelte von verschiedenen Foren Erfahrungen des sogenannten Wundermittels, tauschte mich mit Anwendern aus und nach erstem Zögern war es dann soweit. Ich kaufte uns eine fertige Chlordioxidlösung und gab hier auf ein Glas Wasser 2 ml dieser fertigen Lösung. Vorsichtig tranken wir diese Lösung und steigerten dann die Mischung von Tag zu Tag, wie das in Protokollen angegeben war.

Laut meiner Recherchen, sowie Erfahrungen von Anwendern, die ich in verschiedenen CDL Foren und Seminaren sammeln konnte, soll diese Chlordioxidlösung die Organe im Körper mit Sauerstoff versorgen, der über die Blutbahn transportiert wird.

Ich kann es nicht nachweisen, aber auch Krebs könnte man damit behandeln. Naja, wir können leider nicht sehen was in unserem Körper passiert, aber auf jeden Fall konnte ich selbst feststellen, dass meine langjährige, bereits chronische Blasenentzündung durch CDL verschwunden war und selbst Robert, der unter einer langjährigen Laktoseintoleranz litt, konnte feststellen, dass diese auf einmal von heute auf morgen verschwunden war. Anscheinend wirklich ein kleines Wundermittel dieses CDL, obwohl es ja in einigen Medien als Chlorbleiche mit ätzenden Eigenschaften schlecht gemacht wurde und auf keinen Fall zur Einnahme geeignet wäre. Auf der anderen Seite wunderte es mich, dass Chlordioxid mit weiteren Zusatzstoffen in teuren, patentierten Arzneimitteln enthalten war, wo es dann wiederum nicht mehr giftig sein soll. CDL soll auch Viren, Bakterien und Pilze beseitigen, die sich im Körper über die Jahre angesammelt haben und für viele Immunkrankheiten verantwortlich sein sollen.

Da ich jedoch immer alles hinterfrage, hatte ich das erst einmal so hingenommen und wir tranken auch weiterhin regelmäßig unser CDL und beobachteten die Wirkung. Schon sehr merkwürdig - wenn dieses CDL so hochgradig giftig sein soll, wie das von Medien schlecht geredet wird, wieso konnten wir das beide, ohne zu erkranken, dann überleben?

Am 13.04. war es dann für Robert soweit. Die Vorstellung in der Lungenfachklinik nach seinem erhaltenen Befund Lungenkarzinom des linken Oberlappens. Sein Gewicht hat sich mittlerweile in den letzten 12 Tagen um 6 kg reduziert. Das momentane Gewicht lag jetzt bei 101 kg.

Aufgrund der Vermutung des Arztes auf Asbestose wurde dann eine BG Meldung eingeleitet. Eine weitere Untersuchung durch ein PET CT wurde angewiesen. Eine Woche später wurde daraufhin ein MRT am Kopf durchgeführt, was jedoch unauffällige anatomische Strukturen aufwies. Mit einem Normalbefund wurde diese Untersuchung abgeschlossen.

Vom 29.04. - 30.04. musste Robert zum stationären Aufenthalt in die Klinik, um eine Biopsie unter Vollnarkose durchzuführen. Wenn ich heute nochmal darüber nachdenke, hätten wir hier besser keine Biopsie machen lassen sollen. Der Arzt fragte Robert, ob er eine größere Probe des Tumors entnehmen könne, worauf Robert auch gleich zustimmte.

Nachdem Robert dann aus der Klinik entlassen wurde, konnte man beobachten, wie sich Metastasen an den Händen und Füßen im Eiltempo gebildet hatten. Der Tumor in der Lunge hatte nach der Biopsie gestreut und wurde größer.

Einige Tage nach der Biopsie, kam dann auch der Arztbericht der Lungenfachklinik bei uns an. Darauf stand die Diagnose: Plattenepithelkarzinom

Zuerst hatten wir hier keinerlei Gedanken daran verschwendet, dass diese schnell ausgebreiteten Gewächse an Finger und Fuß, etwas mit dem Tumor an der Lunge zu tun haben könnten. Aber nachdem Robert anschließend beim Hautchirurgen war, wurden wir eines Besseren belehrt. An Hand und Fuß wurden Proben entnommen und eingeschickt und die Diagnose war auch hier „Plattenepithelkarzinom."

Robert hatte sich entschlossen, seinen Krebs mit alternativer Medizin behandeln zu lassen und am 03.05. hatte er dann auch seinen ersten Termin bei einem Doktor, der Alternativmedizin bei Krebs anwendet. Mit einer 1-wöchigen Behandlung mit B17 Infusionen und kompletter Nahrungsumstellung auf basischer Ernährung ging es dann los.

Ab sofort passten wir dann auch auf, dass der Körper nicht übersäuert wurde, wie ich das auch schon in Büchern mit Krebstherapien entnehmen konnte. Ich kochte dementsprechend jeden Tag frisch mit viel Gemüse. Zwischendurch gab es Obst, frisch gepressten Karottensaft mit Apfel oder Magerquark mit Leinöl oder auch geriebenen Ingwer, der auf einem Esslöffel, mit etwas Honig gesüßt 1-2x täglich eingenommen wurde.

Die ersten basischen Lebensmitteleinkäufe wurden zum Marathon-Einkauf. Ich hätte nie gedacht, dass wenn man Lebensmittel ganz bewusst einkauft, sich so viel Zucker in jedem einzelnen Produkt befindet. Ob das Magerquark mit 3-4 % Zucker ist oder Tomaten in Dosen mit 25 % Zucker. Ich glaube, ich hatte fast keine Lebensmittel ohne Zucker gefunden. Eigentlich braucht man sich da wirklich nicht mehr zu wundern, wenn man durch diese vielen zuckerhaltigen und mit Zusatzstoffen und Farbstoffen versehenen Lebensmittel krank wird.

Also musste ich mich anders orientieren. Ich ging ab sofort zu einem Bauern in unserer Region und kaufte hier nur noch regionale, ländliche Produkte, die auch nicht mit dem vielen Plastik verpackt wurden.

Am 31.05. wurde durch einen Chirurgen dann auch der Tumor am Daumen entfernt. Am kleinen Finger und am Fußballen waren jedoch immer noch dicke Wucherungen, die der Arzt nicht mehr entfernen wollte.

Zwei Tage danach hatte ich eine massive Auseinandersetzung mit Robert. Ich vermutete, dass er zu der Zeit mit Depressionen zu kämpfen hatte, da ich ihn so depressiv nicht kannte. Ich hatte mir erlaubt zu sagen, dass es so nicht weitergeht, da diese Wucherungen am Finger in solch kurzer Zeit so massiv gewachsen waren und man nicht wusste, wie es im Inneren seines Körpers aussah. Ich hatte daher mit dem Arzt telefoniert und mit ihm einen Termin vereinbart, sodass wir dann auch einen Tag später den Termin wahrnehmen konnten.

Wir sprachen mit Roberts Arzt wegen diesen Tumoren, die innerhalb von 4 Wochen so schnell und massiv gewachsen waren. Auch er war sehr geschockt, wie schnell diese Tumore gewachsen waren und auch er hatte so etwas noch nicht gesehen. Er hatte uns eine weitere Therapiemöglichkeit empfohlen, die sogenannte photodynamische Lasertherapie. Robert sagte auch gleich zu und so begann die 5-tägige Therapie ab dem 07.06., die ca. 5000 Euro gekostet hatte. Dazu wurden Infusionen mit B17 sowie Kurkuma, Eisen und Artemisia gegeben. Ab Samstag, den 12.06., sollte er dann auch zusätzliche Nahrungsergänzungsmittel mit Artemisia bekommen.

Wir stellten fest, dass die Tumore an Hand und Fuß weiter gewachsen waren und am Fuß auch so massiv, dass er kaum laufen konnte. Ferner hat die Wunde auch genässt.

Am Sonntag bekam er massive Schmerzen an der Leber, die ihm sehr zu schaffen machten. Wir riefen sofort den behandelnden Arzt an, der Robert einen sofortigen Einnahmestopp der B17/Artemisa und Artesunat Tabletten erteilte.

Am 14.06. hatte Robert wieder einen Termin beim Hautchirurgen, um weitere Tumorwucherungen zu entfernen. Nach Ansicht der Wucherungen lehnt der Doktor eine weitere Operation der Tumorentfernung ab. Er gab ihm eine Überweisung zum Onkologen, damit diese Flächen bestrahlt werden, ansonsten müssten Daumen und kleiner Finger sowie Fuß amputiert werden.

Jetzt war unsere Psyche total am Boden. Auf dem Heimweg hielten wir bei einer Dönerbude, um einen Döner zu essen. Wir warfen gerade unsere Vorsätze für gesunde Ernährung über Bord. Auch als wir zuhause angekommen waren, herrschte stilles Schweigen. Keiner sagte nur ein Wort.

Am Dienstag, den 15.06., hatte ich dann mit Roberts Arzt der Alternativmedizin telefoniert und ihm das Ergebnis des Chirurgen mitgeteilt. Er meinte, dass Robert diese Tumore bestrahlen lassen solle. Er hatte mir am Telefon erklärt, dass er darüber selbst sehr erschrocken war, dass dieser Krebs so massiv und schnell weiterwuchs und das trotz seiner Behandlungen. So etwas hatte auch er in seiner ganzen Laufbahn als Arzt noch nicht gehabt. Meine Frage an ihn war, ob wir dann weiterhin mit Chlordioxid behandeln sollten oder ob das zu viel wäre. Er meinte, wir sollen es weglassen, da es hierzu keine Studien gab.

Als ich nach Hause kam, war Robert der Meinung, dass er wahrscheinlich eine Lungenentzündung hätte, aufgrund von Schmerzen im Oberbauch. Jetzt war ich wieder total am Boden zerstört, es hörte einfach nicht auf. Aber aufgrund seiner genannten Symptome konnte ich das keiner Lungenentzündung zuordnen.

Obwohl der Arzt nicht dazu geraten hatte, gab ich ihm trotzdem ein Glas CDL mit einer Mischung von 3 ml CDL auf 250 ml Wasser, was er dann auch gut vertragen hatte. Abends dann auch nochmal 3 ml CDL auf 250 ml Wasser und so langsam wurden dann bei ihm die Schmerzen erträglicher, was mich sehr wunderte.

Die Tumore an der Hand und am Fuß badeten wir mit einer CDL Lösung und man konnte auch hier gut sehen, wie die Entzündung um den Tumor von Rot auf Weiß wechselte. Ich war fast sprachlos, als ich das sah. Natürlich war das nicht von Dauer und der Tumor hatte sich wieder leicht vergrößert. Nach dem Baden konnte man die Entzündung um den Tumor wieder sehen.

Am 18.06. empfahl mir eine Bekannte, die Tumore mit kolloidalem Silber einzuweichen bzw. zu baden, was mir jedoch total unbekannt war. Erst nach meiner Recherche im Internet konnte ich darüber einiges lesen. Also bestellte ich so eine Flasche, die dann auch 2 Tage später bei uns eingetroffen war und schüttete davon etwas in ein kleines Gefäß, sodass gerade mal der Finger mit dem Tumor da rein passte. 10 Minuten verweilte der Finger jetzt in der Lösung, die sich jetzt total rot färbte. Nacheinander wurden die Tumore an den Händen und anschließend an den Füßen gebadet und anschließend fein säuberlich wieder verbunden. Nach wenigen Stunden fing es auf einmal an, im Tumor leicht zu stechen, was mich vermuten ließ, dass das kolloidale Silber anscheinend seine Wirkung zeigte. Das wiederholten wir nun täglich mit Baden und Verband wechseln.

Am 22.06. hatte Robert wieder einen Termin beim Onkologen in Worms. Der Doktor hatte ihm empfohlen, eine Chemotherapie zu machen, da dieses Plattenepithelkarzinom ein hartnäckiger, schnell wachsender Krebs sei.

Unsere Nachbarin, die auch gleichzeitig Lifecoach ist, hatte Robert angeboten, ihn mit Quantenphysik und psychisch so zu unterstützen, dass er innere Blockaden lösen könne. Man sollte bei der Krankheit Krebs eine innere Befreiungsarbeit leisten, indem man Verbitterung, Blockaden sowie auch Angst, Wut, Traumata, Trauer und Bedauern loslassen kann.

Aufgrund der Diagnose Krebs und auch der Mitteilung des Arztes, dass er im Endstadium sei und er eine 30-prozentige Überlebenschance hätte, war er emotional auf den Kopf gestellt. Die Diagnose Krebs macht schon Angst vor dem Tod und dieser Angst sollte man sich auch als Erstes zuwenden. Angst, gemacht von Ärzten, lässt jede Körperzelle Cortisol, Epinephrin und Adrenalin sowohl ausschütten als auch empfangen. Er solle die emotionale Neuropeptide, die das Immunsystem blockierten, abschalten. Entspannend würden dabei Serotonin, Dopamin und Relaxin wirken. Naja, ich bin kein Arzt und habe das auch nur gelesen.

Am 23.06. hatte er einen Termin in der Radiologie, um den Stand des Tumors in der Lunge zu kontrollieren und zu prüfen, ob sich zusätzliche Metastasen gebildet hatten. Das Ergebnis: der Tumor in der Lunge war 1 cm gewachsen.

Am 24.06. hatte Robert dann seine erste Chemotherapie. Dabei wurden 97 % Sauerstoff und ein Puls von 104 gemessen. Anschließend war er k.o. und hatte nur noch geschlafen. Der Krebs wuchs weiter. Am Bauch und in Höhe der Hüfte hatte er danach auch wieder einen kleinen Knubbel entdeckt.

Am 01.07. war die zweite Chemotherapie mit anschließendem Arztgespräch, bei der eine nochmalige Besprechung der radiologischen Untersuchung erfolgte. Der Arzt teilte ihm mit, dass er nochmal das CT geprüft hatte und sich weitere Metastasen auf der Leber und auf der Lunge befanden.

Beim täglichen Wechsel des Verbandes an den Fingern und an den Füßen stellte sich heraus, dass auch hier der Tumor weitaus stärker weiter wuchs und auch schon am kleinen Fußzeh wieder ein neuer kleiner Tumor entstand.

Ein paar Tage später hatte Robert schon wieder unerträgliche Schmerzen am Fuß und war von der Psyche her wieder total am Boden. Auch für mich war diese ganze Situation äußerst schwierig. Ich ging noch arbeiten, schmiss den Haushalt, ging einkaufen, kochte abends unser Essen und kümmerte mich noch um den Garten. Seine und meine Psyche fuhren massiv Achterbahn. So viel Höhen und Tiefen hatte ich in so einer kurzen Zeit noch nicht erlebt.

Wie jeden Tag, hatten wir heute wieder den Daumen, den kleinen Finger und den Fuß neu verbunden. Der kleine Knubbel am Bauch war mittlerweile auch schon zu einem ca. 3-4 cm großen Knubbel herangewachsen.

Am 07.07. fragten Freunde, ob wir uns nicht einmal zum Essen treffen könnten und so hatten wir uns spontan auch getroffen, worüber ich sehr erleichtert war, da ich ausnahmsweise nicht kochen musste. Robert ging es an diesem Tag auch einigermaßen gut, sodass er sich auch gefreut hatte, mal wieder rauszukommen. Einen Tag später hatte er dann die dritte Chemotherapie erhalten und auch diese hatte er soweit gut vertragen.

Täglich wurden nun Hände und Füße gebadet. Durch Zufall hatte ich von Borax erfahren, was normalerweise in unseren Böden und dadurch auch in unserer Nahrung enthalten sein sollte. Laut Internetrecherchen ist Borax ein Mineral, das seit vielen Jahren bei unserem Gemüseanbau durch Unkrautmittel zerstört wurde und dadurch kaum noch in Grund und Boden vorhanden ist. Dieses Bor soll dafür da sein, die Zellmembran durchlässiger zu machen, damit hier z.B. bei der Krebszelle Abfallstoffe abtransportiert werden können, so wie ich das gelesen hatte. Also kaufte ich Bor als Nahrungsergänzungsmittel und wir nahmen es seitdem zum Essen ein.

Nun badeten wir auch die Füße und Hände in einer solchen Boraxlösung und reinigten die offenen Wunden dann anschließend mit einer CDL/DMSO Lösung. Bevor wir den Verband anlegten, wurde eine Kompresse in Leinöl eingetaucht und auf die Wunden gelegt. Danach hatte Robert heftige, stechende Schmerzen, was laut Erfahrungsberichten eine heilende Wirkung aussagen würde.

Tatsächlich konnten wir die darauffolgenden Tage einen Rückgang der Tumore verzeichnen, wobei wir aber noch nicht wussten, ob der Rückgang tatsächlich durch die Chemotherapie oder durch diese Behandlung erfolgte. Was ich auf jeden Fall bemerkt habe war, dass sich bei den letzten drei Chemotherapien die Tumore an Hand und Fuß eher vergrößert hatten als verkleinert und erst mit der Borax/CDL/DMSO sowie Leinöl Behandlung, konnten wir schon nach 2-3 Tagen sehen, dass die Tumore langsam zurückgingen.

Am 15.07. hatte Robert dann die vierte Chemotherapie erhalten und diese auch gut vertragen und einen Tag später erhielt er eine zusätzliche Immuntherapie, die er auch gut vertragen hatte. Eine Woche danach gab es dann die fünfte Chemotherapie, die er auch gut vertragen hatte und nochmals einen Tag später konnte man schon an der Hand den Verband weglassen, da die Tumore an Hand und Fuß massiv zurückgegangen waren.

Nun hatte Robert wieder angefangen zu kochen, um sich doch ein wenig im Haushalt nützlich zu machen, was er schon immer sehr gerne gemacht hat. Darüber habe ich mich natürlich auch sehr gefreut, da ich wenigstens eine Arbeit weniger hatte. Er kochte viel Gemüse und auch mal Fleisch und er wechselte nun hin und wieder die Krebsdiät mit der normalen Lieblingsnahrung wie z.B. Hamburger oder einfach mal wieder Kohlenhydrate wie Bratkartoffeln oder Kartoffelbrei als Zugabe.

Am 26.07. musste Robert ambulant ins Krankenhaus, um sich einen Port legen zu lassen. Dadurch sollte es für die weiteren Therapien leichter sein die Infusionen anzuhängen.

Die sechste Chemotherapie gab es dann am 29.07. und war auch wieder ohne Probleme verlaufen. An Roberts Fingern waren die Karzinome fast wieder zugewachsen. Am Fuß hatte sich das Karzinom auch massiv verkleinert. Er lag sehr viel im Bett aufgrund seiner Schmerzen.

Heute am 05.08. hatte er die siebte Chemo und Immuntherapie bekommen. Am Fuß war das Karzinom jetzt auch fast weg und er konnte wieder besser laufen. Allerdings ging es Robert nach dieser Chemotherapie nicht so gut. Er hatte keinen Hunger und ein Unwohlsein hatte sich eingestellt.

Die achte Chemotherapie gab es am 12.08. Sie verlief auch ohne Komplikationen. So langsam ging es wieder aufwärts und Robert war wieder in der Lage, selbst einkaufen zu gehen und er plante unser Abendessen, was sich in letzter Zeit wieder eher normalisiert und von basischer Ernährung langsam wieder entfernt hatte. Kein Leinöl, kein Karottensaft, kein Ingwer und er achtete auch nicht mehr darauf, dass sein Körper basisch war.

Seit einiger Zeit gingen wir auch wieder zu unserem Freitagsstammtisch und auch hier aß er nun anstatt Salat wieder Schnitzel oder Cordon Bleu mit Pommes. Ob das so gut ist, schauen wir mal. Aber das Wichtigste war natürlich, dass man mal wieder unter Leute kam.

Nach der neunten Chemotherapie, die am 19.08. erfolgte, waren jetzt die Karzinome an Händen und Füßen komplett weggegangen. Nach dieser Chemotherapie erfolgte jetzt eine einwöchige Pause.

Die letzte 10te Chemotherapie erfolgte dann am 02.09. vor der geplanten CT Untersuchung, die dann am darauffolgenden Tag erfolgte. Robert und ich waren sehr aufgeregt und mit Spannung warteten wir heute auf das Ergebnis nach der PET CT Untersuchung. Der Radiologe meinte im Anschluss, er hätte eine schlechte und eine gute Nachricht. Also die gute Nachricht der Ergebnisse zuerst. Der Tumor auf der Lunge war 1/2 cm kleiner geworden. Die schlechte Nachricht danach: An der Wirbelsäule und an der Nebenniere hatten sich kleine Häkchen gebildet, die der Radiologe so noch nicht bestätigen wollte. Hier sollte nochmal ein Szintigramm an der Wirbelsäule erstellt werden.

Ich weiß jetzt ehrlich gesagt nicht, ob man sich über so ein Ergebnis freuen kann. Auf der einen Seite geht der Tumor etwas zurück und auf der anderen Seite wachsen anscheinend gerade wieder neue Metastasen.

Robert war schon sehr bedrückt und auch an diesem Wochenende war er ziemlich müde und schlapp. Er schlief viel und mein Eindruck war, dass er sich vom Wesen her verändert hatte. Ich sah ihn eigentlich nur noch sehr wenig lachen und jede Kleinigkeit störte ihn.

Ich hielt mich sehr zurück, um Streitigkeiten aus dem Weg zu gehen.

Sonntags waren meine Eltern und mein Bruder zu Besuch und wir hatten einen netten Nachmittag. Zum Abendessen gab es Hähnchen, Salat und dazu so ein fettiges Weizenmehl-Fertigbrot zum Aufbacken. Selbst für mich war dieses Brot widerlich. Ich hatte mich dann beim Essen vorsichtig herangetastet, um mit ihm über die momentane Ernährung zu sprechen, mit dem Ergebnis, dass er darüber mal wieder verärgert war und er aber doch wenigstens etwas eingesehen hatte, dass er seine Ernährungseinstellung überdenken musste. Daraufhin machte er sich dann zum späteren Abend noch einen Heidelbeer-Smoothie.

Nachts wurde ihm dann so schlecht, dass er sich übergeben musste. Bereits am Freitag, am Stammtisch, hatte er sich noch eine Schweinshaxe für das kommende Oktoberfest vorbestellt, was ich nicht verstehen konnte. Er schwankte mit der Ernährung hin und her. Er wollte wieder gesund werden und meinte, die Chemo sei das Allheilmittel, wo er nicht mehr auf seine Ernährung achten musste.

Aber für mich sah die andere Seite so aus, dass sich der Krebs in der ganzen Zeit auch wegen der basischen Ernährung etwas zurückgebildet hatte bzw. auch nicht mehr massiv weiterwachsen konnte. Ich hatte da mal einige Studien darüber gelesen, dass Tumore nur in übersäuerter Umgebung wachsen können. Aber mit seiner seit 4 Wochen vernachlässigten Ernährung, die gleichzeitig auch seinen Körper wieder übersäuerte, hatte ich eher die Vermutung, dass sich die neu gebildeten Metastasen nur bilden konnten aufgrund der falschen Ernährungsweise. Aber wer weiß das schon.

Ich denke, wenn man bei diesen Krebstumoren eher mal die Ursachen erforschen würde, wieso, warum und weshalb so ein Tumor entsteht, wäre es mit Sicherheit einfacher, hier die einzelnen Krebsarten zu unterscheiden und zu behandeln. Mein Eindruck, den ich mit den ganzen Therapien gewonnen habe ist, dass man halt einige unterschiedliche Chemotherapien einsetzt und sich dann überraschen lässt, ob eine davon wirkt.

Am 09.09. bekam er nun wieder Chemotherapie mit anschließendem Arztgespräch. Der Arzt bestätigte ihm danach, dass sich an der Wirbelsäule und Nebenniere Metastasen gebildet hatten. Was er vorher irgendwie nicht glauben konnte, hat sich nun doch bestätigt und es folgte von heute auf morgen wieder ein massives Umdenken bezüglich der Ernährung. Er wollte sich auf jeden Fall gesund und mit viel Gemüse ernähren und am 11.09. war es dann soweit.

Das kleine Oktoberfest fand statt und er musste sich nun zwischen Schweinshaxe und Salat entscheiden. Er hatte sich für Salat mit Putenstreifen entschieden und auch an den folgenden Tagen hielt wieder eine gemüsereiche Ernährung Einzug. Es ging ihm körperlich wieder wesentlich besser und sonntags konnten wir auch schon einen längeren Spaziergang machen.

Am Montag hatte er gleich um 8.00 Uhr einen Termin für ein Szintigramm am Rücken. Ein paar Tage später wurde die Chemotherapie abgesetzt und Robert erhielt nun mehrere Chemo Medikamente, die er morgens und abends einnehmen sollte. Den Beipackzettel dieser Medikamente hatte ich angefangen durchzulesen. Allerdings hörte ich gleich nach dem zweiten Satz wieder auf, da hier so viele Nebenwirkungen enthalten waren. Ich fragte mich tatsächlich, ob das gutgehen konnte und wie schon vermutet, ging es ihm auch nicht gut nach der Einnahme dieser Medikamente.

Es war der 16.09. und an diesem Tag starb auch mein Vater an einem Herzinfarkt. Nun hatte ich auch noch dieses Problem. Mein Vater und meine Mutter, beide über 80, waren Corona positiv getestet. Da ich aber dort war, nachdem er gestorben war, musste auch ich mich testen lassen. Dadurch war Robert nun der Gefahr einer Ansteckung ausgesetzt. Er sagte seinen Arzttermin ab, bis wir genaueres über das Ergebnis wussten. Nachdem wir nun auch den PCR-Test gemacht hatten, bekamen wir das Ergebnis einen Tag später. Zum Glück war es bei ihm und mir negativ.

Einige Tage später, am 28.09., konnte Robert auch wieder seine Chemo-Infusion durchführen lassen. Sein Zustand und sein Wohlbefinden veränderten sich jedoch täglich. Er hatte massive Schmerzen im Brustkorb und musste ständige Hustenanfälle über sich ergehen lassen. Eine große Metastase hatte sich nun auch am Hals gebildet. Anstatt dass sich die Metastasen durch die Chemo zurückbildeten, traf genau das Gegenteil ein. Sie wuchsen zunehmend.

Heute am 19.10. war es wieder soweit. Die nächste Chemotherapie stand an. Um 9.00 Uhr zur Chemo und um 15.00 Uhr wieder zurück. Ganz schön lang. Aber sein Wohlbefinden war noch nicht im Keller.

Im Moment achtete er wieder sehr auf seine Ernährung. Er rieb sich Ingwer klein und aß diesen 2x täglich. Dann hatten wir heute Gemüse überbacken und gegessen und abends hatte er dann noch Leinöl in Quark zu sich genommen. Bestellt hatte ich für ihn auch noch liposomales Vitamin C, das anscheinend besser von den Zellen aufgenommen werden kann. Er nahm dazu noch hochdosiertes Vitamin D3 und fuhr mit seiner Krebsbehandlung zweigleisig.

Einmal mit Chemo und einmal mit spezieller Ernährung sowie alternativen Krebsheilmitteln. Hoffentlich verträgt er dieses Mal die Chemo besser, dachte ich noch und am Donnerstag, den 21.10., ging es wieder massiv abwärts nach Chemo und Chemotabletten.

Die Metastase am Hals wuchs und wuchs weiter und sein Wohlbefinden war auch schon wieder im Keller. Er hatte keine Kraft mehr in den Beinen, was dazu führte, dass er nach dem Aufstehen massive Kreislaufprobleme und Zusammenbrüche hatte. Hin und wieder stellte ich auch Wesensänderungen bei ihm fest. Dazwischen gab es auch durchaus viele normale Unterhaltungen und Reaktionen. Durch die Chemotherapie hatte er nun auch massive Hämorrhoiden-Probleme bekommen. Diese bluteten und schmerzten sehr, worauf ich ihm Salbe und ein Pulver für ein Sitzbad gekauft hatte.

Der Tag des Termins in der Radiologie rückte näher und näher. Es war der 16.12.2021. Robert wurde vom Fahrdienst morgens um 9.00 Uhr abgeholt und in die Radiologie gefahren. Als er fertig war, hatte er noch anschließend ein Gespräch mit dem Arzt, um zu erfahren, ob der Tumor zurückgegangen oder gewachsen war.

Das Ergebnis: der Krebs war weiter gewachsen. Trotz Chemotherapie, unter der er so massiv gelitten hatte, war das Ergebnis jetzt massiv niederschmetternd. Er rief mich gleich an und teilte mir das Ergebnis mit. Nachdem ich aufgelegt hatte, brach ich sofort in Tränen aus. Alles Mögliche ging mir auf einmal wieder durch den Kopf. Wie kommt er mit dem Ergebnis jetzt klar? Tut er sich jetzt auch nichts an? Ich merkte, dass ich schnellstens nach Hause fahren musste, um bei ihm zu sein, um diese Nachricht gemeinsam zu verarbeiten.

An diesem Tag sprachen wir noch lange darüber, wie es weitergehen sollte. Es sollten eigentlich noch 2 Chemobehandlungen folgen, die er jetzt aber abbrechen wollte, da die Chemo eher insgesamt geschadet hatte, als dass sie geholfen hätte.

Nun kaufte ich wieder Bücher und schaute, was er noch einnehmen könnte bzw. was noch bei Krebs helfen könnte. So war ich jetzt auf verschiedene Nahrungsergänzungsmittel gekommen, um auch die Abwehrkräfte des Körpers zu stärken.

Am 22.12. hatte er dann den lang ersehnten Besprechungstermin beim Onkologen wegen des CT. Der Arzt hatte bei den vorhandenen Metastasen festgestellt, dass sie weiter gewachsen waren. An der Brust war eine Metastase nochmals massiv gewachsen, die jetzt aber sehr schmerzte. Dafür hatte er auch ziemlich starke Medikamente bekommen, um die Schmerzen aushalten zu können.

Der neue Plan der Onkologen war jetzt eine Immuntherapie und eine neue Chemo, die das Wachstum der Metastasen unterdrücken sollte.

Gleich im neuen Jahr sollte es mit den Behandlungen weitergehen. Ich war gespannt, wie das weitergehen sollte, da ich selbst nach diesen Erfahrungen die Nase voll hätte, mit dieser vielen Chemie, die da in den Körper gepumpt wurde. Aber er musste das für sich selbst entscheiden, da redete ich ihm auch nicht rein.

Unser Weihnachtsfest konnten wir noch zusammen mit der Familie feiern. Mit Schmerztabletten war es für ihn möglich, dass wir zur Familie fahren konnten. Die Silvesterfeier verbrachten wir dann aber gemütlich auf der Couch, was so für uns jetzt auch neu war, da wir jedes Jahr mit Freunden zusammen gefeiert hatten.

Am 03.01.2022 war es dann soweit. Robert wurde morgens in aller Frühe abgeholt und zum Onkologen gefahren. Wie schon im Dezember mit dem Arzt besprochen, erhielt er eine Immuntherapie und eine Therapie, die das Wachstum von Metastasen hemmen sollte. An diesem Nachmittag war er ziemlich schlapp und er hatte nur noch geschlafen.

Es war der 05.01. und es ging ihm immer schlechter. Er behielt kein Essen mehr bei sich und sagte, dass es sich anfühlte, als ob das Essen ihm im Halse stecken blieb. Selbst die Schmerzen an der Metastase unter der Brust schmerzten intensiver. Ich hatte kaum geschlafen und lag fast nur noch wach. Vor lauter Schmerzen lag er fast nur noch im Bett, damit er diese besser ertragen konnte. Er konnte sich kaum noch auf den Beinen halten. Entweder saß er mal auf der Couch zum Essen oder er lag im Bett.

Auf dem Kalender wurde heute der 16.01. angezeigt und Robert fragte mich, was er machen sollte. Er wäre am Überlegen, ob er die Chemotherapie absetzt oder ob er weitermachen sollte. Daraufhin sagte ich ihm, dass nur er selbst diese Entscheidung treffen konnte und wenn ich das selbst für mich entscheiden müsste, würde ich natürlich abbrechen, da ich kein Anhänger von Chemotherapien bin.

Am 17.01. war es dann soweit. Er sprach mit seinem Arzt und rief mich gleich danach an, um mir alles zu berichten. Er sagte ihm ganz emotional, dass er sich entschieden hätte, keine Chemo mehr zu machen, was der Arzt dann auch akzeptiert hatte. Er wollte sich nicht länger quälen mit diesen Schmerzen, da er auch den Eindruck hätte, dass der Tumor größer werden würde.

Ganz verzweifelt machte er dann am nächsten Tag gleich einen Termin bei seinem ersten Arzt, der mit Naturheilmittel behandelte und nachdem er dort zum Gespräch war, hatte er auch gleich wieder eine Woche Behandlung gebucht.

Zwischenzeitlich las ich Bücher, was man bei Krebs noch an Nahrungs-ergänzungsmitteln einsetzen könnte. Ich hatte grünen Tee, der natürlich vorkommt, gekauft und stieß auf energiebringende flüssige Metalle wie kolloidales Gold oder kolloidales Germanium, Zink und Kupfer usw. Diese hatte ich dann auch gleich gekauft und mit Robert zusammen ausprobiert.

Ich hatte auch seit einiger Zeit Schmerzen im Unterleib und dachte, die Einnahme könne ja nicht schaden. Ich war anfangs etwas überrascht, um nicht zu sagen enttäuscht, als ich so ein kleines Schlückchen der Kolloide zu mir nahm. Ich ließ es etwas im Mund, damit es über die Schleimhäute besser vom Körper aufgenommen werden konnte, wie es in der Beschreibung auch stand. Es schmeckte einfach nur nach Wasser, sonst nichts.

Hmm, das soll jetzt irgendwas bewirken? Okay, einfach Kopf ausschalten und sagen, das hilft jetzt und damit geht es mir wieder besser. Auch Robert arbeitete mittlerweile viel mit Selbstheilungskräften. Täglich meditierte er und flutete seinen Körper mit positiven Gedanken. 2 Tage später merkte ich auf einmal, wie mein Körper voller Energie war. Sobald ich etwas anfasste, bekam ich sogar einen kleinen Stromschlag.

Vom 24.01. - 28.01. hatte Robert die 5-Tages-Behandlung mit Naturheilmittel gebucht. Dabei hatte ich Robert am Montag, den 24.01., zu seinem Arzt, der mit Naturheilmittel behandelte, hingefahren. Ich hatte ihn direkt vor der Tür abgesetzt, damit er nicht so weit laufen musste. Danach war ich ins Parkhaus gefahren und lief dann in die Praxis, wo Robert bereits behandelt wurde mit B17 Infusionen, Curcumin und photodynamischer Lasertherapie.

Als er nach ca. 5 Stunden mit der Behandlung fertig war, wollte ich das Auto im Parkhaus holen und ihn vor der Praxis abholen. Er meinte, er wäre total fit, um mit mir ins Parkhaus zu laufen. Ich war da schon etwas skeptisch, da er kaum bei Kräften war in den letzten Wochen. Total überrascht schaffte er es, mit mir ins Parkhaus zu laufen. Am folgenden Dienstag und Mittwoch war er dann so gut bei Kräften, dass er alleine mit dem Auto in die Praxis gefahren war, die ja doch etwa 100 km entfernt war.

Ich war total glücklich, es ging wieder aufwärts, dachte ich. Am Donnerstag und Freitag begleitete ich ihn aber nochmal, da der Arzt den Ernährungsplan und die Medikamenteneinnahme mit uns zusammen besprechen wollte. Es war für ihn eine Leichtigkeit sich wieder gut bewegen zu können. Zwar hatte er immer noch Schmerzen an der Metastase unter der Brust, aber mit Schmerztabletten war es auch wieder erträglicher.

In den nächsten Tagen kehrte unser Alltag etwas zurück. Wir kochten zusammen was Leckeres zum Essen. Wir konnten auch wieder mal zusammen lachen und nachmittags, als die Sonne so schön schien, gingen wir auch mal spazieren. „Super!", dachte ich, es geht mit ihm aufwärts.

Montags ging ich dann wieder arbeiten und als ich nach Hause kam, saß er da und hatte wieder massive Schmerzen. Ich kochte uns was zum Essen und danach legte er sich hin, da die Schmerzen wieder massiv waren.

Am Dienstag, den 01.02., als ich nach der Arbeit nach Hause kam, lag er auf der Couch und hatte den ganzen Tag nichts gegessen, da er nichts runter bekommen hatte. Ich sagte ihm, dass er was essen musste, um stark zu bleiben, aber das lehnte er ab. Sein älterer Bruder Walter war an diesem Tag auch zu Besuch und redete auch auf ihn ein, dass er was essen soll. Daraufhin hatte er wenigstens ein Bouillon mit ein paar Nudeln zu sich genommen. Danach ging er dann auch gleich wieder ins Bett.

Am nächsten Tag ging es ihm schon wieder besser und am 04.02. ging es ihm so schlecht, dass er zum Hausarzt fuhr. Er hatte jetzt Opioide Schmerztabletten verschrieben bekommen, da die bisherigen Schmerztabletten nicht mehr wirkten. An diesem Abend nahm er die Opioide zum ersten Mal. Es war Wochenende und wie schon befürchtet, halfen diese Opioide auch in keinster Weise. Also hatte er nun von seinen bisherigen Schmerztabletten 2 Stück auf einmal genommen, die er dann nach ca. 2 Stunden wieder erbrochen hatte.

Am Montag hatte ich ihn dann zu seinem Hausarzt gefahren, um stärkere Medikamente zu bekommen. Hier traf er jedoch nur eine Ärztin in Ausbildung in der Gemeinschaftspraxis an, die dann mit stärkeren Medikamenten auch überfragt war bzw. diese auch nicht verordnen durfte. Nachdem wir im Anschluss nach Hause gekommen waren, hatte ich gekocht und wir wollten danach noch zusammen essen. Allerdings behielt er das Essen dann auch nicht mehr bei sich. Am Arm stellte er dabei fest, dass auch die vor einer Woche entdeckte Metastase um ein Vielfaches gewachsen war. Das war alles so nervenaufreibend.

Am darauffolgenden Mittwoch, den 09.02., gingen wir zum Onkologen, der ihm dann einen Flyer für Palliativversorgung in die Hand gedrückt hatte. Er empfahl ihm noch eine weitere Chemotherapie, obwohl es ihm so schlecht ging. Ferner hatte er ihm ein starkes Schmerzpflaster und Morphintabletten verschrieben, die ich einen Tag später in der Apotheke holen konnte.

Donnerstag, den 10.02., hatte ich ihm das Schmerzpflaster auf den Rücken geklebt und war voller Hoffnung, dass er jetzt seinen Magen damit schonen könnte, um wieder essen zu können. Gott sei Dank waren die Schmerzen jetzt zurückgegangen, aber nachdem ich den Beipackzettel gelesen hatte, musste ich feststellen, dass auch bei diesem Pflaster unter den Nebenwirkungen Erbrechen aufgeführt war und so ging es natürlich weiter. Sogar das Mineralwasser, was er trank, erbrach er wieder. Ich war verzweifelt und ratlos. Warum verschreibt man sowas, wenn man schon weiß, dass er sich erbricht?

Er schlief fast nur noch. Ich wusste nicht mehr weiter. Da ich ja auch noch arbeitete, überlegte ich, mit ihm in die Stadt umzuziehen, um schnell nach der Arbeit wieder bei ihm zu sein. Ich wollte ihn dann auch palliativ versorgen lassen und dachte, wenn er weiterhin so abbaute, würde er dann fast nur noch im Bett liegen.

Es war Montag, der 14.02. - nach dem heutigen Ereignis sah ich mich gezwungen, im Berufsleben kürzerzutreten und mehr für meinen Mann da zu sein. Seit einer Woche hatte er jetzt nichts mehr gegessen, da er alles erbrach. Seit letzten Donnerstag bekam er dieses Pflaster mit Morphin, was ihn ganz schön umhaute. Heute Morgen ging ich noch mit dem Gedanken zur Arbeit, da er die letzten Tage ja lang schlief, dass es auch heute so sein würde und ich ja dann bald wieder bis um die Mittagszeit zuhause wäre.

Das Gegenteil war der Fall. Ihm ging es so schlecht, dass er sich ein Taxi rief und zum Onkologen fuhr. Er schleppte sich dort gerade noch so in den Aufzug zum Arzt. Kreislauf und Blutwerte total im Keller. Er bekam dort mehrere Infusionen und Aufbauspritzen.

Danach rief er mich an und sagte mir, dass er beim Onkologen wäre, was mich geschockt hatte. Ich sagte, dass ich ihn abholen käme, was ich auch gleich getan hatte. Im Rollstuhl fuhr ich ihn ans Auto und anschließend nach Hause. Zuhause angekommen, hatte ich ihm dann aus dem Auto geholfen und auf dem Weg ins Haus riss es ihm die Beine weg, ich konnte ihn nicht mehr halten und wir sind beide hingefallen. Ich stand nun vor unserer Treppe, schaute mir die 15 Stufen an, die zu unserer Eingangstür führten und überlegte, wie wir da jetzt hochkommen. Sitzend und Treppe für Treppe hatte ich ihn dann ins Haus hochgezogen. Dann fielen wir beide geschafft auf die Couch.

Am nächsten Tag zog ich mit ihm um in die Stadt, damit er dann dort nicht mehr alleine war, wenn ich mal einkaufen oder arbeiten war. Er wurde jetzt auch palliativ versorgt, was ich dann auch in die Wege geleitet hatte. Durch die Palliativversorgung wäre auch sofort ein Arzt da, wenn es ihm schlecht ging. Von unserem neuen Zuhause, konnte ich dann auch schnell zur Arbeit fahren und war auch schnell wieder zuhause.

Natürlich konnte ich jetzt wenigstens von Zuhause aus arbeiten oder stundenweise, so wie es gerade passte, auch mal im Geschäft vorbeikommen, da man durch Corona die Arbeitszeiten sehr flexibel im Homeoffice gestalten konnte.

Am Dienstag, nachdem wir eingezogen waren, kam auch gleich eine Palliativschwester, die für uns jetzt zuständig war. Sie hatte uns über die bevorstehende Zeit aufgeklärt und Fragen beantwortet und konnte auch aufgrund des Zustands von Robert gleich Pflegestufe 3 beantragen. Wir erhielten auch noch eine Notfallnummer, die wir Tag und Nacht sowie am Wochenende anrufen könnten.

Das war für mich sehr beruhigend, da man ja nicht unbedingt einen Krankenwagen rufen möchte und aufgrund von Corona wäre da ein längerer Besuch eher unmöglich. Ferner konnte ich mir auch eine Apotheke raussuchen, die uns die verschriebenen Medikamente nach Hause lieferte. Wir wurden dann auch gleich abends mit Infusionen sowie auch Tabletten, die gegen Übelkeit und Erbrechen waren, beliefert.

Spät abends kam dann auch noch eine Ärztin aus der onkologischen Praxis, wo Robert bereits Patient war. Sie ließ sich sehr viel Zeit und untersuchte ihn auch nochmals. Sie riet ihm auch zu einer Bestrahlung der Metastase an der Brust, da diese die meisten Schmerzen verursachte. Durch die Bestrahlung würde die Metastase weniger Schmerzen verursachen, was sich natürlich vielversprechend anhörte.

Sie sagte auch, dass noch die eine Chemotherapie offenstehen würde, die jedoch noch von der Krankenkasse genehmigt werden müsste. Ich wollte ihn eigentlich nicht mehr damit quälen, aber letztendlich musste er das für sich entscheiden.

Man greift tatsächlich immer wieder nach dem letzten Strohhalm, immer mit der Hoffnung auf ein Weiterleben. Die Ärztin verabschiedete sich wieder und ich war durch den Umzug geschafft und ging dann auch gleich ins Bett. Robert hatte es da einfacher. Er wurde von einem Bett zum anderen gefahren und musste sich nur wieder hinlegen.

Am nächsten Tag, als wir wach waren, hatten wir erst einmal gemeinsam gefrühstückt, was mich sehr gefreut hatte. Es schmeckte ihm wieder. Anschließend machte ich noch ein paar Besorgungen. Das Abendessen hatte ihm dann auch so gut geschmeckt, dass er einen Teller voll Spaghetti Bolognese gegessen hatte.

Und so vergingen die Tage und jeder Tag war wieder etwas anders. Es war schlimm anzuschauen, wie auch seine Motorik nachließ. Er probierte, sich ein Brot zu schmieren und brauchte ewig lang dafür. Auch sein Handy zu bedienen, fiel ihm jetzt sehr schwer, da er auf der Tastatur nicht mehr richtig schreiben konnte.

Es war Freitag, der 18.02., die Ärztin kam, um ihm die Einweisung für die Bestrahlung vorbeizubringen. Sie untersuchte ihn auch wieder an der Lunge, die ihr so gar nicht gefiel. Sie fragte, ob er schlecht Luft bekäme, was er noch verneinte, da er eher Husten müsste. Als die Ärztin ging, begleitete ich sie noch zur Tür. Ich fragte sie, ob sie mir schon mehr sagen könne zu seinem Zustand und da sagte sie mir, dass sie glaubt, dass es nicht mehr lange dauern könnte und vornehm drückte sie sich aus, dass er schon sehr blass um sein Näschen wäre.

Was wichtig wäre, dass ich ihm die Tabletten geben sollte, wenn er Atemnot bekäme, damit er ruhiger werden würde und keine Angst entwickelte. Sie fragte mich, ob ich das psychisch schaffe und das ich mir überlegen sollte, ihn auf eine Palliativstation verlegen zu lassen.

1000 Gedanken schossen mir jetzt wieder durch den Kopf. Ich kann ihn doch nicht zum Sterben einfach so abgeben. Im Kühlschrank stand noch 1 Flasche Wein, die ich mir vor lauter Kopfkino ins Wohnzimmer mitnahm und auch komplett austrinken wollte. Geschafft hatte ich aber gerade mal 1 Gläschen Wein, was mich auch schon fast umgehauen hatte.

Als ich ins Schlafzimmer ging, war er dann noch wach. Ich legte mich ins Bett und wir hielten Händchen, wie am Anfang unserer Liebe. So schlief ich, ohne mir viele Gedanken zu machen, ein. Am nächsten Tag ging es ihm etwas besser und er kam ins Wohnzimmer und setzte sich zu mir.

Nachmittags war mein Bruder Uwe zu Besuch gekommen und war auch sehr überrascht, ihn nicht liegend im Bett anzutreffen. Wir saßen zusammen und erzählten und anschließend holten wir uns noch etwas zum Essen. Das war ein sehr schönes Familientreffen.

Am 21.02. war es dann soweit. Der erste Termin in der Strahlentherapie. Roberts älterer Bruder Walter holte ihn an diesem Tag ab und fuhr mit ihm zur Strahlentherapie. Er wurde vermessen, so dass die Strahlen punktuell auf den Tumor gerichtet werden konnten und am 22.02. folgte dann die erste Bestrahlung. Da er sehr schwach war aufgrund seines ständigen Erbrechens, hatte ich den Rollstuhl mitgenommen, um ihn an diesem ersten Tag der Bestrahlung zu fahren. Nach 20 Minuten war dann alles vorbei. Wir fuhren heim und er war ziemlich fertig und er schlief auch schnell im Bett ein.

Nachts ging es dann auf einmal los. Er bekam Schmerzen und musste sich wieder übergeben. Ich gab ihm sofort Medikamente, um seine Übelkeit und die Schmerzen etwas zu lindern. Auch morgens, nachdem ich ihn fragte, was er frühstücken möchte, ging er blitzartig zur Toilette und musste sich wieder übergeben. Ich rief gleich beim Palliativ-Team an, um zu fragen, was ich noch machen könnte. Daraufhin teilte mir die Palliativschwester mit, dass sie heute Morgen noch vorbeikäme, um ihm etwas mitzubringen, damit er wenigstens wichtige Nährstoffe erhielt.

Er bekam Flüssignahrung in kleinen Flaschen, eine Spritze gegen die Schmerzen und Zäpfchen gegen Übelkeit. Danach ging es mit ihm langsam wieder aufwärts. Wir fuhren weiterhin zur Bestrahlung und danach war er wieder ziemlich fertig und er hatte daraufhin wieder zusätzliche Kreislaufprobleme bekommen. Ich brachte ihn dann noch zu Bett und da schlief er erst einmal fest ein.

Abends war dann noch die Ärztin da und hatte ihm dann auch nochmal Medikamente verschrieben, damit auch wieder der Appetit angekurbelt wurde.

Am Donnerstag, den 24.02., hatten wir morgens einen Termin zur Bestrahlung, den wir natürlich auch wieder wahrgenommen hatten. Anschließend war Robert wieder ziemlich fertig, sodass er erst einmal schlafen wollte. Er verlor nach und nach seine Kräfte, was für mich auch sehr anstrengend war. Um 21.30 Uhr ging ich an diesem Donnerstag zu Bett und konnte da auch nicht sofort einschlafen.

Um 1.00 Uhr nachts gab es auf einmal einen Schlag. Robert war auf dem Weg von der Toilette vor dem Bett hingefallen. Ich stand senkrecht im Bett und ging gleich zu ihm, um ihm zu helfen. Mit aller Kraft wollte ich ihm helfen aufzustehen, aber es gelang mir erst überhaupt nicht. Ich dachte nach und wollte auf keinen Fall einen Krankenwagen rufen, da ich ihn dann nicht mehr gesehen hätte, wegen dem aktuellen Besuchsverbot im Krankenhaus. Ich glaube in diesem Moment entwickelte ich Bärenkräfte und habe ihn mit einer Hebeltechnik dann soweit heben können, dass er sich seitwärts aufs Bett fallen lassen konnte.

Ich wollte auch nicht mitten in der Nacht jemanden aus der Familie wecken um zu helfen, obwohl mir das seine Brüder Walter und Heiko, sowie auch mein Bruder Uwe angeboten hatten. Am nächsten Tag wurde ich jedoch dafür geschimpft. Walter und Uwe wären sofort gekommen, wenn ich sie wenigstens angerufen hätte.

Gut zu wissen, falls nochmal etwas passieren sollte, dachte ich. Ich teilte diesen Vorfall auch gleich unserer Palliativschwester mit, die uns auch sofort eine Flasche brachte, damit er diese zukünftig nachts nutzen konnte, um nicht mehr aufstehen zu müssen.

Walter war nochmal zu Besuch und brachte ihm ein flüssiges Nahrungs-ergänzungsmittel mit, damit er sein Immunsystem stärken konnte. Es kam mir tatsächlich so vor, als ob dieses Mittel ihm wieder geholfen hatte, auf die Beine zu kommen. Auf einmal hatte er auch wieder Appetit und wünschte sich einen guten Kartoffel/ Bohneneintopf, den ich ihm dann auch abends gekocht hatte. Er schaffte es sogar, einen Teller mit Eintopf zu essen.

Auch für die nächsten Tage hatte er schon seine Wünsche geäußert, was auf dem Speiseplan stehen sollte. Am 26.02. hatte er seinen Wunsch geäußert rote Nudeln essen zu wollen, die er als Kind immer sehr gerne gegessen hatte.

Nachmittags war dann noch seine Schwester Dagmar und Walter zu Besuch gekommen. Wir aßen alle gemeinsam rote Nudeln. Für ihn war das wie früher. Es war sehr schön mit der Familie zusammenzusitzen. Er schaffte sogar 2 Teller davon.

Aber irgendwie lag ihm das im Magen, da es doch eine gute Menge war. Von den Schmerzen her, half jetzt auch das mit Morphium höher dosierte Pflaster. Abends war dann wieder alles sehr ruhig.

Wir gingen schlafen und Sonntagmorgen, den 27.02., sind wir aufgestanden und haben gemeinsam gefrühstückt. Anschließend musste ich noch ein paar Erledigungen machen. Als ich nach Hause kam, war mein Bruder Uwe auch gerade gekommen. Wir unterhielten uns und im Hintergrund hörte ich Robert rufen: Schnell, schnell, ich habe einen Schlaganfall! Ich stürmte blitzartig ins Schlafzimmer und da saß er total verkrampft und zuckte am ganzen Körper. Ich rief noch meinem Bruder Uwe zu, er solle den Notarzt anrufen, was er auch gleich getan hatte. Ich legte ihn auf die Seite, damit er besser durchatmen konnte. Sein Gesicht lief blau an. Ich war in dem Moment so hilflos und voller Panik.

Auf einmal klingelte mein Handy. Anscheinend war das wie eine Gedankenübertragung, da seine Palliativschwester am Telefon war. Sie fragte, ob bei uns alles in Ordnung sei, was mich dann gerade etwas verwundert hatte. Ich erzählte ihr schnell was vorgefallen war und sie sagte, gib ihm schnell eine Tablette für Angstzustände und Atemnot und lege ihm diese unter die Zunge, das sei wahrscheinlich ein Krampfanfall. Vor lauter Aufregung bekam ich noch nicht einmal so schnell die Tablette aus der Verpackung. Aber dann schaffte ich es doch irgendwie und kurz danach ging es ihm auch wieder besser.

Der Rettungswagen war auch mittlerweile eingetroffen und der Notarzt fragte mich auch schon, was passiert sei, was ich ihm dann auch beschrieben hatte und dass ich ihm dann auch schon eine Tablette gegeben hatte, die der Sanitäter bereits nebenan in der Küche entdeckt hatte. Sie versorgten Robert dann auch gleich medizinisch und wollten ihn ins Krankenhaus mitnehmen, was er ablehnte. Er meinte, die würden da heute eh nicht viel mit ihm machen.

Er schlief nach dieser Aufregung etwas ein. Nachts hatte ich ihm dann noch eine Tablette gegeben, da ich Angst hatte, dass ich während dem Schlaf nichts mitbekomme. Hier täuschte ich mich sehr, da er ständig auf Toilette musste und er in diesem Zustand kaum laufen konnte. Ich hatte die ganze Nacht nicht mehr geschlafen.

Ich entschied mich am nächsten Tag die Strahlentherapie abzubrechen, da er hier längere Zeit ganz ruhig liegen musste. Ich dachte, wenn er hier wieder einen Krampfanfall bekäme, wäre das während der Behandlung nicht so gut. Ich hatte bei der Strahlentherapie angerufen und diesen einen Termin abgesagt.

Morgens fragte er mich überraschenderweise, wann unser Termin sei. Ich war total überrascht, dass er sich noch daran erinnern konnte, da er in der vergangenen Nacht kaum ansprechbar war. Ich sagte zu ihm, dass der Termin abgesagt wurde, worauf er verärgert war. Ich hatte ihn das erste Mal angelogen.

Bevor er jedoch einen Tag später wieder zur Bestrahlung gefahren wurde, hatte ich ihm natürlich gebeichtet, dass ich ihn angeschwindelt hatte. Die nächsten Tage verliefen sehr angespannt und jede Minute war ich wachsam auf das was jetzt noch passieren könnte.

Unsere Palliativschwester war inzwischen auch da und legte sich zu ihm aufs Bett. Walter und ich standen dahinter. Sie sagte ihm nochmals klipp und klar, dass er palliativ betreut werde und ob er sich bewusst wäre, was das heißt. Sie sprach weiter und erklärte ihm, dass er so betreut werden würde, damit er keine Schmerzen auf seinem letzten Weg erleiden müsste. Er sagte darauf: *„Dann muss ich sterben,"* worauf sie mit *„Ja"* antwortete. Wir brachen alle in Tränen aus und Robert, der nicht weinen musste, sagte daraufhin: *„Hol mal ne Pulle Sekt, darauf trinken wir einen!"*

Uns standen die Tränen in den Augen und nach dieser Aussage mussten wir auch gleich wieder lachen. Walter sagte dann nur noch: *„Das ist typisch mein Bruder."*

Danach hatte die Palliativschwester noch ein Pflegebett für ihn beantragt und verabschiedete sich dann auch gleich von uns. Einen Tag später kam dann auch schon das Pflegebett. Ich war sehr überrascht, da ich mir so ein weißes Bett aus Metall vorgestellt hatte, wie es in Krankenhäusern verwendet wird. Gekommen war aber ein Bett aus Holz, mit allem was ein Krankenhausbett auch zu bieten hat.

Er lag sehr gut darin und konnte sich mit Hilfe der Fernbedienung auch das Kopfteil verstellen. Natürlich musste er das auch gleich ausprobieren. Er fuhr das Kopfteil hoch und auch wieder gleich nach unten. Daraufhin sagte er: „*So jetzt ist mir schwindelig und ich muss brechen.*" Ich dachte erst, er machte mal wieder Witze. Aber es war nicht so, er hatte sich wirklich danach übergeben müssen.

Mittlerweile hatte er wieder ganz normalen Hunger und mit Hilfe der Tabletten gegen Übelkeit, behielt er es jetzt wenigstens bei sich.

Am Nachmittag kam dann noch sein Chef sowie ein Arbeitskollege zu Besuch. Er hatte sich wahnsinnig über diesen Besuch gefreut. Ich hatte ihnen Kaffee angeboten, den sie dankend entgegengenommen hatten. Die drei schwelgten in alten Zeiten und was sie so alles in der Firma erreicht hatten und dass die jungen Mitarbeiter wahrscheinlich niemals so motiviert sein würden wie diese ältere Generation. Nach einer Weile kam dann sein Chef zu mir ins Wohnzimmer und sagte: „*Bei allem was jetzt kommt, ich bin für dich da und unterstütze dich.*" Ich hatte ihn angesehen und er sagte: „*Ich meine das ernst. Ruf mich an, wenn Du Probleme hast.*" Danach verabschiedeten sich beide und mein Mann hatte sogar ein Lächeln im Gesicht.

Es war Donnerstag, der 03.03., mitten in der Nacht wurden wir beide wach und Robert meinte, er hätte etwas Hunger. Ich sagte ihm, dass es mir genauso ginge und begab mich auch gleich in die Küche, um Brote zu schmieren. Noch einen Kaffee dazu und wir hatten unser Frühstück nachts um 4 Uhr. Wir saßen am Küchentisch und er sagte auf einmal, er wäre sehr geschockt gewesen, dass die Ärztin ihn heute nochmal darüber aufgeklärt hatte, dass diese Strahlentherapie nur zur Schmerzlinderung diente. Er hatte solche Hoffnung noch dahingehend, dass diese Therapie vielleicht anschlug und der Krebs zurückginge, aber er jetzt keine Hoffnung mehr hatte, dass irgendwas besser werden würde.

Er nahm meine Hand und hielt sie ganz fest und er bedankte sich bei mir, dass ich ihn nicht einfach zum Sterben abgeschoben hatte, sondern mich um ihn kümmerte und immer noch bei ihm wäre. Er sagte zu mir, dass ich mein weiteres Leben genießen soll und ich mir wieder einen neuen Partner suchen soll und vor allem soll ich immer positiv in die Zukunft schauen und nie aufgeben. Er bereute es auch, dass er seinen Vater nicht mehr besuchte, als er starb und dass sich sein Vater das bestimmt auch gewünscht hätte, dass auch er in seiner letzten Minute bei ihm gewesen wäre. Er kam auch nicht darüber weg, dass seine Tochter wusste, wie es um ihn stand, aber ihn noch nicht einmal vor seinem Tod ein letztes Mal besuchte. Uns kamen jetzt beiden die Tränen.

Nach einer Weile gingen wir beide zu Bett und wir hielten noch ganz lange Händchen. Für mich war die Nacht jedoch um, da ich nach diesen Worten der Dankbarkeit nicht mehr schlafen konnte.

Am Nachmittag gingen wir wieder zur Bestrahlungstherapie und anschließend setzte ich ihn in den Rollstuhl und wir gingen bei diesem sonnigen Wetter spazieren.

Am nächsten Morgen wollte er nur noch seine Ruhe. Er sagte mir, dass es jetzt eh keinen Sinn mehr hätte zu leben und ich solle die Tür zum Schlafzimmer zumachen, da er alleine sein möchte. Ich beruhigte ihn und sagte, dass er sowas bitte nicht mehr sagen sollte. Ich hatte ihm noch eine Tablette gegen Übelkeit gegeben, die er jedoch wieder erbrochen hatte.

Danach rief mich eine Dame von der Hospizhilfe an, um mit uns einen Termin zum Reden und Kennenlernen für Montag zu vereinbaren. Ich hätte im Traum nicht daran gedacht, wie schwer diese Zeit werden konnte. Ich beruhigte ihn und hatte aber selbst massive Probleme mit dieser Situation umzugehen.

Nachmittags kam dann noch Walter kurz zu Besuch und eine Bekannte und nachdem er dann kurz darauf wieder weggefahren war, blieb sie noch ein Weilchen bei uns und erzählte aus ihrem Leben. Robert war ziemlich down, aber er hörte höflicherweise zu, was sie so alles erzählte, aber er war nicht fähig, ihr lange zu antworten und so verkürzte er die Antwort mit ja oder nein.

Nachdem auch sie gegangen war, kam dann noch seine Ärztin, um nach ihm zu schauen. Sie untersuchte ihn und stellte fest, dass der Tumor am Hals schon richtig fies aussehen würde. Sie fragte auch, wie weit die Bestrahlungstherapie sei und ob es von den Schmerzen her etwas besser geworden war, was er auch gleich bejahen konnte.

Wir redeten noch kurz, da sie für eine Woche in Urlaub ging und ich begleitete sie wieder nach draußen. An der Tür sagte sie zu mir, dass ich auf den Tumor am Hals aufpassen sollte. Dieser könnte durch die Haut brechen und könnte auch stark bluten. Ich sollte schauen, dass ich hier Verbandsmaterial habe, damit man das ordentlich verbinden könne.

Okay, das hatte ich jetzt auch registriert und mir vorgenommen, auch gleich am nächsten Tag Verbandsmaterial zu besorgen. Nachdem ich wieder zurück zu ihm ins Schlafzimmer gegangen war, gab es noch ein Zäpfchen in den Po. Damit konnten wir nämlich sicher sein, dass er anschließend nicht erbricht, da ich ihm seine Lieblingsspeise Spaghetti Bolognese servierte. Wir aßen gemeinsam in der Küche und ich fand, dass er wieder etwas besser drauf war.

Ich erzählte ihm, was die Ärztin noch zu mir gesagt hatte, worauf er mir sagte, dass er das schon vermutet hatte, da dieser Tumor so aussah, wie es auch an seinen Händen und am Fuß ausgesehen hatte, bevor diese durchgebrochen waren. Das verriet irgendwie die massiv gespannte Haut, die sehr rot und durch den Druck des Tumors sehr dünn geworden war.

Am Samstag, den 05.03., kam dann ein weit entfernter Besuch in unsere Stadt. Anne, die Freundin meines Bruders, reiste mit dem Zug von Hamburg aus an. Erst gegen Abend kamen sie dann mit Uwe zu meiner Mutter zu Besuch. Sie fragten uns, ob sie was zum Essen mitbringen sollten, was mir dann auch sehr gelegen kam. Sie kamen und gingen gleich in den ersten Stock, wo meine Mutter wohnte. Ich hatte Robert eine Jogginghose und warme Schuhe angezogen und wir sind dann ein Stockwerk nach oben gegangen.

Er fuhr im Treppenlift meiner Mutter, da sie auch gehbehindert war. Ich ging daneben zu Fuß die Treppe nach oben. Da stand auch schon Anne und begrüßte uns freudig. Wir hatten uns ja tatsächlich schon ein halbes Jahr nicht mehr gesehen und obwohl wir uns hin und wieder geschrieben hatten, war es schön, sich mal wieder zu sehen.

Wir setzten uns alle an den großen Familientisch und aßen Hähnchen mit Pommes und Salat. Dabei hatten wir uns auch viel zu erzählen. Nach einiger Zeit wollte Robert auch wieder nach unten, da das Sitzen sehr anstrengend für ihn war. Uwe und Anne verabschiedeten sich daraufhin, da Anne auch von der langen Zugfahrt ziemlich k.o. war. Robert legte sich ins Bett und schlief auch innerhalb weniger Minuten ein.

Ich ging dann noch ins Wohnzimmer und schaltete noch den Fernseher an. Nachdem ich dann fast eingeschlafen war, rappelte ich mich auch auf, um ins Bett zu gehen.

Am Sonntag, den 06.03., hatten wir dann auch etwas länger geschlafen. Naja, 9 Uhr war mittlerweile schon für uns länger. Wie immer frühstückten wir zusammen. Danach kam sein jüngerer Bruder Heiko zu Besuch und blieb auch solange bei Robert, da ich in unser Haus fahren musste, um nach dem Rechten zu sehen.

Sein Bruder Walter rief mich noch an und fragte, ob wir heute bei dem sonnigen Wetter etwas mit Robert unternehmen. Ja, warum nicht, sagte ich. Wir könnten ja irgendwo hinfahren, um etwas spazieren zu gehen. Pünktlich um 13.00 Uhr kam er dann auch und wir packten Robert, den Rollstuhl und eine Decke ins Auto. Nachdem wir losgefahren waren und wir schon fast 10 Minuten fuhren, fiel mir ein, dass ich seine Tabletten nicht dabei hatte, falls er wieder einen Krampfanfall bekam. Wir drehten wieder um und ich holte sie schnell im Haus. Dann setzte ich mich wieder ins Auto und los ging's.

Walter fragte, wo wir hinfahren sollten und Robert meinte, fahr mal Richtung Bockenheim. In Bockenheim waren wir durchgefahren und da meinte Robert, das wir mal Richtung Eisenberg fahren sollen. Ich brachte noch den Vorschlag, dass wir bis zum Eiswoog fahren und dort etwas spazieren gehen und eventuell noch einen Kaffee trinken konnten. Das wollten die beiden Herren jedoch nicht. Sie wollten einfach nur weiter und weiter fahren ohne Ziel und wie in früheren Zeiten, wenn sie mit dem Motorrad unterwegs waren. Bei ihren Motorradausflügen fuhren sie auch meistens ohne genaues Ziel und vor Abfahrt gab es nur eine Richtungsangabe ohne genaue Orte zu benennen und wenn dann mal ein Kaffee oder Imbiss in der Nähe war, wurde Halt gemacht um etwas essen oder trinken zu können.

Also fuhren wir mit dem Auto weiter und weiter. Am Ende kamen wir am Johanneskreuz raus, was die frühere, gern gefahrene Motorradstrecke von den Jungs war. Wir wollten dann auch dort in ein Café, was jedoch dann leider geschlossen hatte. Also setzten wir uns wieder ins Auto und fuhren nach Hause. Die vielen Kurven und dann die Autobahnfahrt waren jedoch nicht so ideal für Robert.

Als wir zu Hause angekommen waren, stieg er aus dem Auto und war sehr wackelig auf den Beinen. Wir setzten ihn auch gleich in den Rollstuhl und fuhren ihn zur Wohnung. Drinnen endlich angekommen, musste er sich übergeben. Das war super anstrengend für ihn und das würde ich auch nicht mehr mit ihm machen.

Er hätte wahrscheinlich mehr davon gehabt, wenn ich ihn in den Rollstuhl gesetzt hätte und wir durch unser Dorf spaziert wären. Nachdem er wieder im Bett lag, bekamen wir dann noch Besuch von einem seiner Motorradfreunde mit seiner Frau. Da sie mitbekommen hatten, wo wir waren und dass es sehr stressig für Robert war, sind sie dann auch nicht sehr lange geblieben.

Ich hatte unser Essen zubereitet, was wir anschließend genussvoll verspeisten und mittlerweile war es dann auch schon 18.30 Uhr. Ich lüftete nochmals das Schlafzimmer und Robert ging zu Bett und war dann auch ganz schnell eingeschlafen.

Der Montag verlief dann wieder wie an jedem Tag in der Woche. Robert wurde von Walter wieder zur Bestrahlung gefahren, während ich noch andere Arbeiten erledigen konnte. Seit einer Woche gab ich ihm Nahrungsergänzungsmittel in Pulverform, was er in Wasser angerührt zum Frühstück oder Abendessen trank.

Am Dienstag, den 08.03., war ich schon frühzeitig um 7.00 Uhr aufgestanden. Ich ging ins Bad zum Duschen und anschließend in die Küche, wo ich das Frühstück zubereitete. Als ich fertig war, rief ich Robert in die Küche, um mit ihm zu frühstücken. Er kam die Tür herein und fing an zu singen: *„Ich brech die Herzen der stolzesten Frauen........."* Ich hatte keine Ahnung was passiert war, aber er war gut drauf.

Wir unterhielten uns am Frühstückstisch über alles Mögliche. Anschließend ging er ins Bad und auch da fing er wieder an zu singen, was ich jetzt nicht mehr genau zuordnen konnte. Auf einmal klingelte es an der Tür. Unsere Palliativschwester stand da und fragte, was denn unser Kotzbrocken macht. Sie nannte ihn so, da er sich in den letzten Tagen wieder viel übergeben musste.

Sie erzählte uns von ihrem Wochenendausflug und sah anschließend auch, dass wir etwas Verbandsmittel gekauft hatten, falls der eine Tumor am Hals aufgehen sollte. Ihrer Meinung nach würde der Verband aber nicht ausreichen und sie kümmerte sich dann auch gleich um Nachschub.

In der Küche fragte sie mich, was mit Robert passiert wäre, da man in der letzten Woche noch der Auffassung war, dass er dem Tod schon näher war, als alles andere und jetzt..... war er so gut drauf. Er hatte wirklich so eine positive Einstellung zum Leben und war wieder voller Energie. Er ließ sich auch nicht unterkriegen, als die Palliativschwester ihm in der letzten Woche sagte, ob er sich bewusst sei, dass er palliativ betreut würde und er nicht mehr lange zu leben hatte.

Vielleicht hatte ihn das wachgerüttelt, um jetzt langsam das Ruder noch rumziehen zu können. Ich wusste es nicht. Abends war er jedoch wieder sehr emotional. Ich glaubte, seine Gefühle fuhren Achterbahn.

Er war in einer WhatsApp-Gruppe mit Arbeitskollegen. Er kam auf einmal auf die Idee eine Nachricht an seine Kollegen zu sprechen. Dabei brach er in Tränen aus und war nicht mehr fähig weiterzusprechen. Ich kam gerade dazu und setzte mich zu ihm. Ich nahm sein Handy und half ihm diese Sprachnachricht gleich wieder zu löschen. Da seine Motorik an den Händen schon stark nachgelassen hatte, hatte ich ihm angeboten, dass wir gemeinsam an seine Kollegen eine Nachricht schreiben können. Er gratulierte den neu gewählten Betriebsräten und teilte allen mit, dass er eine schöne Zeit hatte und sich mit allen sehr gut verstanden hatte. Er wünschte allen anderen Mitarbeitern alles Gute und viel Gesundheit. Dies sah jetzt wirklich für mich so aus, als ob er sich wieder aufgab und sich vom Leben verabschiedete. Er durchlebte gerade Höhen und Tiefen und war voller Emotionen.

Am Abend gab es dann auch wieder Essen, was er sich aus alten Kindheitszeiten wünschte. Die

Nacht war grausam. Ich glaubte, ich hätte mir eine Erkältung zugezogen. Nein, kein Corona, sondern eine stinknormale Erkältung mit Kopf- und Gliederschmerzen. Ich hatte mein Bettzeug mit auf die Couch genommen, damit ich hoffentlich Robert nicht auch noch damit ansteckte.

Ich war komplett kraftlos und schlief hin und wieder. Ich fragte Robert, ob ich etwas Gutes für ihn tun könne, worauf seine Antwort lautete: *„Lass mich sterben."* Woraufhin ich ihn fragte, was diese Aussage sollte. Er sah wieder sehr schlecht aus und war sehr weiß im Gesicht. Ich legte mich auf die Couch, da mir schwindelig wurde.

Am Freitag, den 11.03., gab es zum Abendessen Pellkartoffeln und Matjesfilet, was für mich sehr anstrengend war, da ich mich kaum auf den Beinen halten konnte. Wir aßen gemeinsam in der Küche und anschließend legte sich Robert gleich wieder ins Bett. Ich räumte den Tisch noch ab und schaltete die Spülmaschine noch ein, dann musste auch ich mich wieder hinlegen, da ich sehr wackelig auf den Beinen war.

Am Samstagmorgen ging es mir deutlich besser. Ich kam aber an Robert nicht mehr ran. Er wollte seine Ruhe. Ich sollte ihn nicht nerven. Ich sollte mal wieder die Türe zum Schlafzimmer schließen. Er fragte ständig nach seinem Bruder Walter und wann er wieder käme. Ich tröstete ihn und sagte ihm, dass er bald wiederkommt.

Nach diesen zwei Tagen, wo ich auch schlapp und matt auf der Couch lag, war es mir nicht möglich ihn zu waschen oder zu duschen. Das musste ich heute endlich nachholen. Frisch geduscht half ich ihm wieder in seinen Schlafanzug und anschließend ging ich in die Küche um zu kochen.

Als ich fertig war, hatte ich ihn zum Essen gerufen. Er kam und setzte sich zu mir an den Tisch. Er nahm die Gabel in seine rechte Hand und aß, während der linke Arm unkontrolliert im angewinkelten Zustand herumbaumelte und seine Hand sich ins Essen senkte. Ich erschrak, als ich das gesehen hatte. Er sah mich an und sagte: *„Ich kann nichts dafür, ich habe keine Kontrolle über den Arm."* Ich wusste ja, dass er mit dem linken Arm etwas Probleme hatte, aber die waren jetzt anscheinend so massiv geworden, dass er nichts mehr anfassen konnte. Er merkte es noch nicht einmal, als die Hand im heißen Essen landete. Mir wurde übel und ich bekam keinen Bissen mehr runter. Nach dem Essen stand er auf und ging dann auch gleich wieder zu Bett, während ich noch das Geschirr in die Spülmaschine räumte und den Herd noch säuberte.

Ich ging ins Wohnzimmer und schaute mir noch einen Film im Fernsehen an und danach wollte ich schlafen.

Aber ich konnte nicht schlafen, mir ging das mit dem Arm ständig durch den Kopf. Dann hörte ich seine Rufe aus dem Schlafzimmer, worauf ich auch gleich zu ihm ging. Er hatte einen Puls von 140 und er fragte, ob wir nicht besser den Notarzt rufen sollten. Ich sagte, dass das jetzt nicht lebensbedrohlich wäre und dass wir das erst einmal weiter beobachteten. Ich denke nicht, dass der Puls konstant so hoch bleiben würde.

Nach kurzer Zeit normalisierte sich der Puls auch wieder und ich konnte wieder zu Bett gehen. Morgens rief er mich wieder ans Bett. Er sagte mir, er bräuchte Sauerstoff. Ich hatte ihm gleich den Sauerstoffgehalt gemessen, der bei 98 lag. Dann meinte er, er würde schlecht Luft bekommen, ich solle den Palliativnotdienst anrufen, was ich dann auch gleich gemacht hatte. Allerdings war der Notdienst von unserer zuständigen Palliativversorgung anscheinend nicht am Wochenende besetzt. Ich bat dementsprechend um Rückruf.

Währenddessen hatte ich ihm eine Tasse Bouillon gemacht, da er sonst nichts essen wollte. Am späten Nachmittag hatte ich dann noch 2 Corona Schnelltests bei uns beiden durchgeführt und was soll ich sagen, sie waren bei Robert und mir positiv. Irgendwie wurden wir gerade mit Mist überschüttet, so kam mir das gerade vor. Na wenigstens hatten wir einen milden Verlauf. Am nächsten Morgen fuhr ich gleich los, um einen PCR-Test zu machen, der dann natürlich auch positiv war.

Ich informierte daraufhin auch gleich die Palliativschwester sowie die Ärzte über unseren positiven Test. Abends war dann auch gleich die Ärztin im kompletten Schutzanzug da und untersuchte Robert. Die Lunge war jetzt durch das Corona auch nicht mehr so richtig frei. Sie hatte für Robert ein Sauerstoffgerät angefordert, was auch gleich am nächsten Tag geliefert wurde. Ich erhielt eine Einweisung und dann konnte ich den Schlauch so anbringen, dass er Robert mit Sauerstoff versorgte.

Es war mittlerweile der 21.03. und es waren noch 2 Tage bis Roberts Geburtstag. Mein Schnelltest zeigte mittlerweile wieder negativ an. Allerdings noch nicht bei Robert. Er hatte einen ziemlich starken Husten.

Ich dachte, ich hole ihm noch schnell in der Apotheke ein paar Medikamente. Nur ein paar Minuten, ich beeile mich auch, damit ich ganz schnell wieder da bin. Nachdem ich wieder zuhause angekommen war, machte ich Wasser heiß, damit er inhalieren konnte.

Ich hatte den Inhalator noch nicht fertig, da rief Robert nach mir. Ich ging zu ihm und sah, dass er wieder einen Krampfanfall hatte. Schnell holte ich seine Tabletten, die er unter die Zunge nehmen musste. Nach einer Weile beruhigte er sich dann auch wieder. Die ganze

Nacht hielt er mich dann auf Trapp. Er hatte massive Hustenanfälle.

Mittlerweile wurde diese 24-Stunden-Betreuung sehr anstrengend für mich. Ich war fast rund um die Uhr für Robert da und tatsächlich war meine größte Angst, dass er durch so einen Krampfanfall erstickte und ich zusehen musste, wie er nach Luft rang.

Am nächsten Tag konnten wir mal wieder zusammen frühstücken. Er sagte nachmittags zu mir, dass wir demnächst mal wieder zusammen essen gehen könnten. Mir liefen die Tränen. Ich sagte dann nur, dass er dann mal langsam Gas geben musste, damit er wieder fit werde. Er hatte so einen starken Willen und kämpfte unermüdlich gegen seinen Krebs an.

Abends kam dann noch seine Ärztin, die ihn wieder untersuchte. Sie sagte, dass die Lunge sich nicht so gut anhörte, daher schien auch seine Kurzatmigkeit zu kommen. Am nächsten Tag, am 23.03., war sein Geburtstag. Robert wurde 64 Jahre alt. Viele Geburtstagsgrüße kamen über Messenger-Dienste und auch Anrufe. Robert bat mich darum, einfach das Telefon auszuschalten, was ich dann auch tat.

Viel Besuch gab es jedoch nicht aufgrund seines Zustandes. Er wollte nur noch seine Ruhe. Ich sprach zwischendurch auch mal an, dass ich für ihn gerne einen Platz in einem Hospiz anmelden wollte, da man hier auch erst einmal auf eine Warteliste gesetzt wird und man tatsächlich nicht weiß, bis wann ein Platz dann freiwerden würde. Da ich dort dann auch über Nacht bleiben darf, wäre das für uns beide die ideale Lösung.

Am nächsten Morgen war es dann wieder soweit. Robert bekam wieder Krampfanfälle. Mein Puls raste und ich gab ihm sofort seine Medikamente und in jeder Minute wurde sein Zustand zusehends besser. Danach wurde er wieder sehr müde und schlief viel.

Irgendwann am Morgen wurde er wach und wollte zur Toilette. Ich half ihm auf den Toilettenstuhl. Aber das blöde war nun, dass ich ihn von da nicht wieder auf das Bett bekam. Ich rief meinen Bruder an, der nur 2 Straßen weiter wohnte und fragte ihn, ob er mir helfen könne, damit ich Robert wieder ins Bett bekam.

Er kam dann auch sofort und griff Robert unter die Arme und hob ihn daneben aufs Bett. Er war sehr erschrocken über Roberts dünne Beinchen. Wir schätzten beide sein Gewicht mittlerweile so auf 75 kg, wenn überhaupt.

Seinen Sauerstoffschlauch hatte er dann auch gleich wieder angehangen. Er wollte ihn zurzeit nicht mehr missen, obwohl das Gerät momentan fast rund um die

Uhr lief. Tagsüber hatte er sich richtig gut ausruhen können und sehr viel geschlafen.

Über irgendwas schien er jedoch beunruhigt zu sein. Auf einmal rückte er mit der Sprache raus, er meinte, dass ich ihn abschieben und ich mich nicht mehr um ihn kümmern wolle. Daraufhin sagte ich ihm, dass er sich mal bitte in meine Lage versetzen solle. Ich war 24 Stunden für ihn da. Mein Leben wurde praktisch ausgesetzt.

Ich konnte nicht mal spazieren gehen oder einkaufen oder mal schnell zur Apotheke, nein, ich musste für jede Besorgung jemanden bei ihm haben, damit er bei einem eventuellen Krampfanfall wenigstens versorgt sei. Ich hätte nie geglaubt, wie nervenaufreibend so eine 24-Stunden-Betreuung ist. Ich brauchte Entlastung. Ich bin ein Mensch und keine Maschine, die man einfach für 24 Stunden programmiert. Es schien, dass er es nun verstanden hatte.

Ich schwärmte ihm dann auch von dem Hospiz vor. Dass es in einer sehr schönen Gegend lag. Die Zimmer seien nicht wie in einem Krankenhaus, sondern eher vergleichbar mit einem Hotel. Alles sehr geräumig und alle Zimmer sowie die Außenterrasse waren gut mit Rollstuhl zu erreichen. Ich sagte ihm, dass er es vergleichen solle mit einem Urlaub. Wir würden beide gut versorgt werden und wenn ich mal nicht bei ihm wäre, wäre er trotzdem in guten Händen.

Am Abend ging es dann los. Er musste wieder sehr viel husten und war ständig am Aufdecken und dann wieder Zudecken. Er musste Pippi und dann brauchte er Wasser. Dann hatte er Schmerzen, worauf ich ihm ein neues Pflaster aufgeklebt hatte. Das passierte dann alles so in einstündigen Abständen und somit war es mir mal wieder verwehrt, überhaupt die Nacht richtig durchzuschlafen.

Ich schlief so wie damals, als mein Sohn auf die Welt kam. Ein leichter Schlaf, wo man ständig hinhört, ob etwas passiert. Gegen Morgen war ich dann so schön am Einschlafen, als ich im Hintergrund Robert rufen hörte, dass er schnell seine Tabletten bräuchte. Ich schoss wie ein Blitz nach oben und dachte, er hätte wieder einen Krampfanfall, aber als ich ins Schlafzimmer kam, war kein Krampfanfall zu sehen.

Ich war verärgert über ihn, weil er das so gesagt hatte, als ob er jetzt ganz dringend die Tabletten bräuchte. Mein Blutdruck schoss nach oben und mein Herz raste. Das Adrenalin leistete ganze Arbeit. Ich sagte ihm, dass er sowas nie wieder machen solle und dass ich wenigstens unterscheiden müsste, ob er mich dringend wegen eines Krampfanfalles bräuchte oder ob er einfach nur eine Schmerztablette benötigte. Es tat ihm dann auch leid, er hätte soweit nicht gedacht.

Auch die nächsten Tage und Nächte vergingen und mein Eindruck war, dass Robert den Tag zur Nacht und die Nacht zum Tag machte. Er schlief fast nur tagsüber und nachts schaute er was alles im Fernsehen kam und schlief auch da mal wieder ein.

Am 31.03. kam unsere Palliativschwester nachmittags vorbei, um zu schauen ob alles in Ordnung war. Uwe war auch kurz zu Besuch und schaute gleich nach Robert, der tief und fest in seinem Bett schlief. Uwe kam zu uns in die Küche und fragte, warum Robert so gelb sei. Daraufhin sagte unsere Palliativschwester, dass das von der Leber kam, da diese anscheinend nicht mehr richtig funktionierte. Sie fragte mich auch noch nach Urin und Stuhlgang, worauf sie mir dann auch sagen konnte, dass es von der Leber kam. Sie rief daraufhin auch gleich die Palliativärztin an, um ihr das mitzuteilen. Da sich an der Leber bereits Metastasen gebildet hatten, war es wahrscheinlich nur eine Frage der Zeit, wann die Leber hier auch resignierte.

Oh Mann, der Arme! Was muss er denn noch alles bekommen? In der Nacht vom 31.03. auf den 01.04. hatte er dann Atemnot. Ich wollte den Notruf anrufen, aber Robert sagte nur: *„Nein Martina, nicht den Notarzt rufen. Ich will nicht ins Krankenhaus.“* Ich erinnerte mich, dass ich die Tabletten gegen Angstzustände, Atemnot usw. bekommen hatte. Diese hatte ich ihm dann gegeben und dadurch konnte er zunehmend besser atmen. Auch das Sauerstoffgerät stellte ich nun auf die höchste Stufe.

Morgens sagte ich dann der Palliativschwester telefonisch Bescheid, dass Robert Atemnot hätte. Sie kam sofort zu uns, um nach ihm zu schauen. Sie sah am Brustkorb, wie heftig er atmete und trotzdem schlecht Luft bekam. Sie sagte zu mir, dass sie ihm noch etwas Morphium spritzt, damit er wieder ruhiger wird und besser atmen kann. Sie gab ihm daraufhin die Spritze in den Bauch.

Ich begleitete sie zur Tür und sie sagte, dass ich sofort bei ihr anrufen soll, wenn irgendetwas mit ihm ist. Ich ging dann wieder zu Robert und habe mich total erschrocken, als ich ihn sah. Er lag regungslos im Bett mit offenen Augen und offenem Mund. Jetzt war für mich klar, dass er heute sterben würde. Ich rief sofort seine Brüder an, die sich auch gleich auf den Weg machten, um zu mir zu kommen.

Mein Bruder war mittlerweile auch schon zu mir gekommen und erschrak, als er Robert gesehen hatte. Ich setzte mich zu Robert und redete die ganze Zeit mit ihm. Dabei sah ich, wie er immer mehr blaue Flecken am Körper bekam. Er atmete ganz ruhig. Aber ich bin mir sicher, dass er im Unterbewusstsein noch alles was ich zu ihm sagte, mitbekommen hatte.

Nachmittags kam dann sein jüngerer Bruder Heiko zu Besuch. Auch er war erschrocken, als er ihn dann gesehen hatte. Er blieb bei ihm am Bett stehen und redete mit ihm. In der Zwischenzeit bereitete ich für Heiko und mich einen Kaffee zu. Wir setzten uns dann direkt nebenan ins Wohnzimmer um diesen zu trinken.

Sein älterer Bruder Walter wohnt etwas weiter weg und konnte deshalb nicht sofort bei uns sein. Er war aber bereits auch schon auf dem Weg zu uns.

Als wir im Wohnzimmer saßen, haben wir alle paar Minuten zu Robert ins Schlafzimmer geschaut um nach ihm zu schauen. Um 15.45 Uhr hatte Heiko dann kurz nochmal ins Schlafzimmer geschaut und bemerkte, dass Robert aufgehört hatte zu atmen. Ich hatte fast einen Schock bekommen, als ich gesehen hatte, dass er nicht mehr atmete. Ich konnte es nicht glauben und ging ganz nah an ihn heran und streichelte ihm noch mit den Händen übers Gesicht.

Es war kein Leben mehr in ihm. Er war also ohne Qual ganz friedlich am 01.04.22 eingeschlafen. Heiko und ich waren beide geschockt und weinten. Auch mein Bruder Uwe kam dann noch hinzu und musste auch weinen. Er sagte noch ganz leise zu Robert: *„Jetzt hast Du es* *geschafft mein Freund und bist wenigstens von Deinem Leiden erlöst.*" Mittlerweile traf auch Walter ein, der auch von seinem Bruder Abschied nahm. Wir warteten auf den Arzt, der dann seinen Totenschein ausstellte und danach wurde Robert vom Bestattungsunternehmen abgeholt.

Nach 17 sehr schönen Jahren bin ich nun alleine! Es wartet niemand mehr auf mich, wenn ich von der Arbeit nach Hause komme. Es ist niemand mehr da, mit dem ich Freud und Leid teilen kann. Mit dem ich lachen und weinen kann. Mein Fels in der Brandung, der mich immer aufgefangen hat, wenn es mir nicht gut ging und mir immer wieder Mut und positives Denken zugesprochen hat. Wo ist das alles? Ich fühle mich so leer und einsam!

Der Tag der Beerdigung näherte sich und ich hatte dementsprechend mit dem Bestatter bereits den ganzen Ablauf organisiert. In seiner Todesanzeige standen dann folgende Worte:

Ein gutes Herz hat aufgehört zu schlagen
Obwohl wir Dir die Ruhe gönnen,
ist voller Trauer unser Herz.
Dich leiden sehen und nicht helfen können
war für uns der größte Schmerz.

Am 14.04. kurz vor Ostern um 13.30 Uhr war es dann soweit. Der letzte, schwere Weg für unsere Familie.

Wir waren schon früher da und warteten auf alle Angehörigen, Freunde, Arbeitskollegen, mit denen wir von Robert Abschied nehmen wollten. Die Urne war in Blumen dekoriert aufgestellt. Sein Bild war daneben und Kränze, Blumengestecke, Kerzen sowie Blüten verzierten den Boden.

Die Trauerrede war sehr emotional sowie auch die Lieder, die gespielt wurden von Unheilig „So wie Du warst" und „Tears in Heaven" von Eric Clapton und „Amazing Grace". Die Urne wurde dann von einem Freund bis zur Grabstätte getragen. Dabei spielte dann noch ein Trompeter im Hintergrund, was sehr berührte. Ich bekam jede Menge Beileidsbekundungen direkt am Grab, was mich nervlich sehr aufgewühlt hatte.

Nach der Beerdigung saßen wir noch bei einem Kaffee zusammen und Walter hielt noch eine Rede über sein Bruder Robert, was ihm auch sehr schwer gefallen war. Es waren sehr viele zur Beerdigung gekommen, die ihn auf seinen letzten Weg begleitet haben. Aber eine Person, über die er sich sehr gefreut hätte, diese nochmal vor seinem Tod zu sehen, war auch bei seiner Beerdigung nicht anwesend, was ich dann sehr traurig fand. Gerade wenn ein Mensch von dieser Welt geht, sollte man doch über seinen eigenen Schatten springen können und alles was war vergessen können, um für sich selbst auch wieder im Reinen zu sein.